Deslauriers

A MM. LES ABONNÉS

DU JOURNAL

DE PHARMACIE.

A MESSIEURS LES ABONNÉS

DU

JOURNAL DE PHARMACIE.

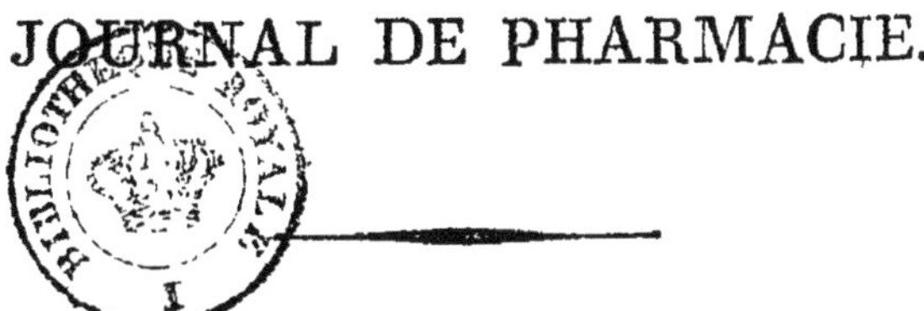

Messieurs,

Ayant adressé au *Journal de Pharmacie* le mois dernier, quelques observations sur la préparation de l'éther sulfurique, que MM. les rédacteurs ont bien voulu publier; M. Boullay, qui a aussi publié en 1815 une dissertation sur les éthers, s'est trouvé sans doute choqué que l'on se permît de traiter un sujet sur lequel il présume n'avoir laissé rien à désirer. En conséquence, il s'est empressé de joindre à la suite ses observations, dans l'intention de détruire ce que j'avais avancé, et prouver que mes expériences étaient insignifiantes.

Quoique M. Boullay n'ait rien prouvé, je suis forcé de reconnaître d'autant plus de mérite dans sa réponse, que, de son propre aveu, il a réfuté ce qu'il n'avait pas même compris. Sa note était bien loin de pouvoir augmenter l'estime que nous avions conçue de ses profondes connoissances en chimie; mais elle nous a prouvé que si ce chimiste est versé dans les lois de l'affinité, il ne l'est pas également dans celles des convenances et de la politesse. Je n'ai pu me dispenser d'adresser de nouveau au *journal de Pharmacie* mes réclamations ; mais alors M. Boullay, l'un des rédacteurs dudit journal, s'est opposé de tout son pouvoir à ce qu'elles fussent imprimées : apparemment que cette seconde fois j'aurai eu le bonheur de lui paraître plus intelligible.

Permettez-moi de vous rappeler en peu de mots les principaux faits de mes observations, et de persuader M. Boullay que mon intention n'a pas été de m'approprier ses expériences.

J'ai cru, dans ce travail, devoir étudier d'abord l'action de l'acide sulfurique sur l'éther ainsi que sur l'alcool, mais sous un autre point de vue que M. Boullay dans sa dissertation : mon intention a été de déterminer les proportions des principes constituans des résidus de cette opération, et d'arriver par ce moyen à expliquer la réaction qui a lieu entre les principes vers la fin de l'opération, et qui détermine la formation de l'huile douce.

Action de l'Acide sulfurique sur l'Ether.

. PREMIÈRE EXPÉRIENCE. Toutes considérations égales dans chacune de ces expériences, j'ai commencé par unir trois onces d'acide sulfurique concentré avec une once d'éther sulfurique. Ce mélange fait avec les précautions nécessaires pour éviter l'élévation de température, a été introduit dans une petite cornue, communiquant avec un ballon entouré de glace, je l'ai soumis à la distillation, et n'en ai obtenu que de l'huile douce.

Deuxième expérience. Un semblable mélange, auquel j'ai ajouté une demi once d'éther, a été traité de la même manière; cet éther ajouté a été obtenue pure et en totalité avant le terme de la décomposition.

Troisième expérience. Deux onces d'acide, une once d'éther et une demi once d'eau, ont cédé quatre gros d'éther.

Quatrième expérience. Deux onces d'acide, une once d'éther et une once d'eau, en ont cédé quatre gros un scrupule, et toujours avant la formation de l'huile douce.

Action de l'Acide sulfurique sur l'Alcool.

Cinquième expérience. Trois parties d'acide sulfurique, une partie d'alcool, ce mélange s'est comporté à peu près comme la première expérience sur l'éther, et n'a donné que de l'huile douce.

Sixième expérience. Deux parties d'acide, une partie d'alcool, ont produit une petite quantité d'éther auquel a succédé de l'huile douce éthérée, etc.

Septième expérience. Deux parties d'acide, une partie d'alcool et une demi partie d'eau, n'ont donné à la distillation qu'un liquide alcoolique légérement éthéré, auquel a succédé de l'huile douce comme dans les expériences précédentes.

Huitième expérience. Vingt-quatre parties d'acide, cinq parties d'éther, cinq parties d'eau et huit d'alcool, ont produit d'abord de l'alcool peu éthéré, ensuite de véritable éther, puis de l'huile douce.

Il résulte de la première et de la deuxième expériences , que l'acide concentré retient en combinaison le tiers de son poids déther , dont il est impossible d'extraire la plus petite quantité , sans donner lieu à un commencement de décomposition. La troisième expérience prouve que l'acide étendu du quart de son poids d'eau , ne retient plus en combinaison que le quart de son poids primitif d'éther. Son affinité pour ce corps , varie donc en raison de sa concentration , à peu près du tiers au quart ; puisque l'ayant étendu d'une plus grande quantité d'eau , dans la quatrième expérience , il n'en a pas cédé sensiblement d'avantage. La cinquième expérience indique qu'un mélange de trois parties d'acide sur une d'alcool , ne donne que de l'huile douce. La sixième , que deux parties d'acide sur une partie d'alcool , peuvent fournir une petite quantité d'éther. Et la septième , que deux parties d'acide , une partie d'alcool et une demi partie d'eau , ne fournissent plus d'éther , mais seulement une liqueur alcoolique légérement éthérée. La huitième et dernière expérience , prouve enfin que tant que l'acide n'est pas étendu d'un quart d'eau , il est susceptible de former de l'éther par une nouvelle addition d'alcool. J'aurais pu ne pas introduire d'éther dans ce mélange , mais j'ai voulu imiter la composition du liquide dont on obtient l'éther à l'époque où l'opération tire à sa fin ; celui que j'ai obtenu , ne peut provenir de cette addition , puisqu'il a d'abord passé de l'alcool ; ce qui prouve bien que l'éther ajouté est entré en combinaison.

Dans la préparation de l'éther on emploie ordinairement dans le mélange P. E. d'alcool et d'acide sulfurique ;

on peut, pendant le cours de l'opération, ajouter encore une égale quantité d'alcool à 39 ou 40 degrés avec les précautions convenables, et l'on obtient alors pour produit les trois quarts du poids de l'alcool employé; ce produit contient ordinairement un tiers d'alcool échappé à l'action de l'acide. Le résidu de la cornue à l'époque où l'on cesse d'obtenir de l'éther privé d'huile doúce, se compose toujours de tout l'acide employé, plus le quart du poids de l'alcool que l'on n'a pas obtenu par la distillation. Puisque dans ces proportions l'acide à la fin de l'opération se trouve étendu d'un quart d'eau, terme où il cesse de former de l'éther (comme le prouve la septième expérience), le poids de l'acide employé, supposé de douze livres, doit nécessairement être étendu de trois livres d'eau à cette époque. Ce résidu doit aussi contenir une égale quantité d'éther (1), puisque l'acide ainsi affaibli en retient juste un quart en combinaison, (voyez la troisième expérience), donc l'augmentation du poids de l'acide employé étant de six livres se compose en proportions égales d'eau et d'éther, ce qui nous donne la totalité et les proportions des principes du résidu.

Sur vingt-quatre parties d'alcool employées, (puisque

---

(1) Et non de l'alcool, puisque la première action qu'exerce l'acide sur ce corps en le fixant, est, comme le disent MM. [Fourcroy et Vauquelin, d'en opérer d'abord une décomposition partielle, pour le transformer en éther. Alors, si l'on y ajoute de l'alcool passé le terme où il ne jouit plus de cette propriété, en raison de l'eau dont il se trouve étendu, il le cédera sans aucune décomposition. Il est dont bien constant que ce ne peut être que de l'éther. D'ailleurs, l'analise du mélange avant sa coloration, m'a donné ces résultats.

nous avons pris pour base douze livres d'acide), il y en a six qui échappent à l'action de l'acide , (comme nous l'avons énoncé plus haut). Les douze parties d'éther que l'on obtient , plus les trois parties qui entrent en combinaison avec l'acide dans le résidu de l'opération , ne proviennent donc que de dix-huit parties d'alcool. D'après cela , on peut considérer ce dernier comme étant composé des cinq sixièmes des élémens de l'éther , et d'un sixième de ceux de l'eau.

Ceci explique facilement pourquoi on ne peut obtenir d'éther d'un mélange de trois parties d'acide sulfurique et d'une d'alcool (1) , puisque cette proportion d'acide est susceptible d'en retenir en combinaison une plus grande quantité que celle qui se trouve formée dans ce mélange. Il n'en sera plus de même d'une partie d'alcool sur deux d'acide ; la quantité d'éther formée excédera alors celle qui peut entrer en combinaison avec l'acide , et l'on obtiendra l'excédent.

Nous n'admettrons pas en conséquence avec M. Boullay , que l'époque de cette opération où la décomposition a lieu, et où il y a formation d'huile douce , soit due à un changement d'action de l'acide ; mais bien à la propriété qu'a ce dernier de retenir une certaine quantité d'éther en combinaison : jamais la décomposition n'a lieu auparavant; mais à cette époque l'éther ne pouvant se dégager , le calorique s'y accumule, et cette

____

(1) Mélange qui autorise M. Boullay à considérer la formation de l'huile douce comme entièrement étrangère à celle de l'éther , mais sans chercher à se rendre raison de cette décomposition.

combinaison ne pouvant exister à une, haute température, l'éther, qui s'y trouve contenu, doit nécessairement se décomposer pour donner naissance d'abord à
de l'huile douce, à une très-grande quantité de carbone,
de l'acide acétique, puis à tous les autres produits con-
nus de cette opération (1).

Voici les principales objections de la note de M. Boullay sur les observations précédentes, et que je transcris
textuellement.

« On n'avait pas remarqué, il est vrai, que l'alcool ou
» l'éther formât avec l'acide sulfurique une véritable com-
» binaison, non plus que l'huile douce et l'huile piciforme,
» enfin le charbon ; produits que nous avons indiqués
» comme entièrement étrangers à l'éthérification pro-
» prement dite. MM. Fourcroy et Vauquelin ont dit que
» si un mélange d'alcool et d'acide sulfurique ne peut
» bouillir qu'à 76 degrés, c'est par l'effet de l'affinité
» de l'acide sulfurique pour l'alcool, qu'il arrête, qu'il
» fixe jusqu'à un certain point, et dont il favorise d'a-
» bord une décomposition partielle, d'où résulte l'éther,
» et ensuite une décomposition complète, lorsque le dé-
» gré de chaleur est assez considérable. Nous ajouterons

---

(1) Si l'acide ne se trouvait pas étendu d'eau, cette décomposition tiendrait à deux causes ; d'abord à l'action du calorique qui
tend à porter les molécules des corps hors de leur sphère d'attrac-
tion ; puis à l'affinité de l'acide pour les élémens de l'éther (hy-
drogène et oxigène) ; aussi il suffit de produire une certaine élévation de température en opérant le mélange de trois parties d'acide
sulfurique concentré et d'une partie d'alcool, pour que cette combinaison soit détruite en partie, c'est qu'alors les deux causes de la
décomposition se trouvent réunies.

» que la propriété de fixer l'alcool, augmente à me-
» sure que sa proportion relative s'est accrue par les pro-
» grès de la distillation». On peut donc très-bien expliquer, sans admettre la combinaison intime que suppose
M. Deslauriers, pourquoi, passé un certain terme,
l'éther quoiqu'existant dans le mélange, ne s'en dégage
plus. Est-il bien étonnant que l'auteur n'ait pas pu extraire d'alcool ou d'éther d'un milieu où il est instantanément converti en huile empyreumatique, en eau,
en acide acétique et en charbon. On pourrait déterminer
ce dégagement en faisant arriver au milieu du mélange,
une solution alcaline qui paralyserait l'action de l'acide ;
peut-être même qu'une addition d'eau en quantité suf-
fisante, en diminuant son activité, suffirait pour faciliter
la vaporisation entière de l'alcool ou de l'éther, de
sorte qu'il suffirait de concentrer ensuite la liqueur et
d'y introduire de nouvel alcool, pour faire de nouvel
éther. Nous avons au reste prouvé que, presqu'au commencement de l'opération, la plus grande partie de l'alcool était transformée en éther (1). L'examen du mélange ne nous a présenté aucunes combinaisons particu-
lières.

---

(1) L'acide ayant été saturé par un alcali dans cette expérience,
il est probable que la majeure partie d'éther obtenue par M. Boullay, provenait plutôt de la partie entrée en combinaison avec
l'acide, que de la portion libre qui doit naturellement se dégager
à mesure qu'elle est produite : ce qui me confirme d'autant plus dans
cette opinion, c'est que la quantité de 115 grammes obtenue sur un
mélange de 500 grammes d'acide, et d'autant d'alcool, ne répond
pas à la quantité susceptible d'être obtenue de ce mélange, mais
seulement aux proportions que nous avons reconnues pouvoir
entrer en combinaison avec l'acide.

RÉPONSE

A LA NOTE PRÉCÉDENTE,

Envoyée à Messieurs les Rédacteurs du Journal de Pharmacie, le 11 décembre 1816, et dont l'impression a été refusée à la sollicitation de M. Boullay.

Monsieur Boullay m'accuse : 1º. de ne point citer les personnes qui ont traité des phénomènes que présente l'éther sulfurique dans sa préparation. Il me semble que n'ayant pas eu l'intention d'écrire l'histoire de cette préparation, et voulant simplement rendre compte des observations que j'avais faites, sans m'approprier le travail d'autrui, il était superflu de citer les auteurs qui ont éclairé la théorie de l'éther sulfurique. Mon but n'a pas été sans doute de contredire leurs belles expériences, mais bien de me rendre raison des choses que jusqu'à présent l'on n'a pas cherché à expliquer, telle que la réaction qui

a lieu entre les principes à une époque de l'opération , **et**
qui détermine la formation de l'huile douce. Je ne con-
nais aucun auteur qui se soit occupé de cet objet , pour en
faire l'application à la théorie de cette opération.

J'ai lu attentivement la dissertation sur les éthers par
M. Boullay (Journal de Pharmacie, année 1815, page 106),
mais je n'y ai point encore trouvé ce que je cherchais;
j'ai donc été obligé pour y parvenir , de remonter à la
source de l'opération, et de répéter sans doute quelques
opérations déjà faites, persuadé qu'il n'est que trop de
personnes qui par excès de confiance s'en rapportent entièrement aux expériences de leurs prédécesseurs. J'aime
à croire que M. Boullay s'est trouvé quelques fois dans ce
cas; car j'ai cru remarquer dans son travail énoncé ci-
dessus (et auquel il renvoie dans sa note), quelques er-
reurs évidentes que je me permettrai de relever.

Voici les expressions dont se sert M. Boullay, pour
expliquer cette théorie : « L'ordre d'affinité change alors,
» l'action de l'acide devient toute différente et l'opéra-
» tion se trouve soumise à d'autres lois. On n'obtient plus
» un atome d'éther, mais de l'eau, une huile pyrogenée
» particulière , etc. »

Si M. Boullay avait observé plus soigneusement ce dernier phénomène , il se serait assuré qu'il n'en est pas ainsi ,
et que l'on obtient de l'éther encore après que l'huile
douce s'est manifestée. En effet j'ai répété cette expérience, et à l'époque où j'ai cru qu'il pouvait y avoir formation d'huile douce, j'ai séparé la totalité de mes produits, et fractionné ceux qui y ont succédé. Par ce moyen
j'ai obtenu plusieurs produits contenant de l'éther, (le
dernier seul ne contenait que de l'huile douce pesante);

tous étaient mêlés d'une plus ou moins grande quantité d'eau formant une couche inférieure, et imprégnés d'acide sulfureux; je les ai exposés à une douce chaleur, dans une étuve échauffée à 30 degrés; l'éther n'a pas tardé à s'en séparer, et l'huile douce qu'il tenait en dissolution s'est précipitée au fond des vases (1).

La potasse caustique que M. Boullay croit être aussi l'agent le plus propre à se combiner avec l'huile douce, ne m'a nullement paru jouir de cette propriété; car, ayant employé ce réactif sur de l'éther qui en était très-chargé, la distillation ayant été faite à une douce chaleur, la quantité à peu près totale d'huile s'est précipitée au fond de la cornue, quoique j'y eusse mis un grand excès de potasse caustique. Ce n'est pas qu'on ne puisse employer cette base salifiable aussi bien que plusieurs autres susceptibles de neutraliser l'acide sulfureux, je n'insiste seulement que sur la combinaison que M. Boullay a bien voulu supposer. Le procédé qui me paraît le plus convenable pour la rectification, est celui indiqué par M. Thénard dans son ouvrage de chimie, qui conseille d'agiter les produits avec de la potasse caustique, de séparer en-

---

(1) En raison de cette petite quantité d'éther que l'on obtient quelques tems après que l'huile douce s'est manifestée, j'aurais dû en admettre un peu moins en combinaison intime, puisque cette quantité est volatilisée aux dépens de la proportion que j'ai admise, mais j'ai pris ce terme pour marquer au juste l'époque où il faut que l'opération soit arrêtée : c'était le point le plus important; et ensuite si l'on voulait analyser le résidu, il ne faudrait pas pousser l'opération au-delà, car alors la température serait assez élevée pour décomposer la partie d'éther combinée.

suite l'éther de cette potasse, et de le laver avec un poids d'eau égal au sien, pour en séparer l'alcool, puis le distiller sur du muriate de chaux; seulement je me borne dans l'emploi de la potasse caustique à n'en mettre que la quantité nécessaire pour neutraliser l'acide sulfureux qui peut y exister en plus ou moins grande quantité, et au lieu de le rectifier sur du muriate de chaux, (comme il a déjà acquis par ce lavage 55 degrés, et qu'il ne contient plus qu'une petite quantité d'eau, mais qui ne peut se volatiliser au degré de chaleur de l'éther,) je conserve encore l'eau qui a servi à le laver, qui de son côté en retient une certaine quantité en dissolution, elle sert de bain-marie à l'éther, et ne retient sur la fin de l'opération, uniquement que l'alcool et l'huile douce qui a pu être formée, cette dernière ne se volatilisant qu'au degré de chaleur de l'eau bouillante. Ce procédé a l'avantage de fournir une plus grande quantité d'éther, et constamment des produits à 59 et 60 degrés.

Il me semble ensuite que M. Boullay devrait au moins déterminer d'une manière quelconque *cette action particulière qui soumet l'opération à d'autres lois,* avant de rejeter une opinion prouvée par l'évidence des faits, et que lui-même cependant ne détruit pas; car, en disant que la propriété qu'a l'acide de fixer l'alcool augmente à mesure que sa proportion relative s'est accrue par le progrès de la distillation, il tombe d'accord avec moi, et prouve que plus on avance vers l'époque où les proportions peuvent entrer en combinaison intime, et plus il devient difficile d'en séparer l'éther. L'affinité de ces deux corps l'un pour l'autre, qui a été observé par les célèbres chimistes MM. Fourcroy et Vauquelin , s'accorde parfaitement avec cette théorie.

Je lui ferai observer encore que je n'ai point parlé *d'huile douce, d'huile piciforme, enfin de charbon* susceptibles d'entrer en combinaison avec l'acide, mais bien de l'éther pur et avant sa décomposition ; car on sait que cette combinaison est détruite par l'action du calorique, d'où résulte alors les autres produits énoncés par M. Boullay, et qu'il veut bien faire considérer comme des combinaisons , tandis que c'est à l'époque où ces produits se manifestent, que la combinaison est détruite et l'acide lui même en partie.

Je ne peux encore passer sous silence cette phrase : « Est-il bien étonnant que l'auteur n'ait pas pu extraire » d'éther ou d'alcool, d'un milieu où il est instantané- » ment converti en huile empyreumatique, en eau, en » acide acétique, et en charbon. » Là M. Boullay est en contradiction avec lui-même, car il a prouvé dans son travail sur les éthers, que celui-ci pouvait être mêlé en toutes proportions avec l'acide sulfurique , sans qu'il y eut d'action chimique, et que cette action n'avait lieu que par l'élévation de température ; il est certain qu'avant ce terme l'on pourrait, comme le dit fort bien M. Boullay, *en faisant arriver au milieu du mélange une solution alcaline en dégager l'éther :* cela tient à l'affinité plus grande de l'acide sulfurique pour la potasse que pour l'éther ; c'est une loi d'affinité qui sert à se rendre raison de toutes les décompositions chimiques. Dans l'autre cas la combinaison est détruite par l'action du calorique, non pas *instantanément*, mais bien quand le mélange a acquis le degré de chaleur nécessaire : tout cela ne prouve rien contre la combinaison que nous avons admise.

Je ne m'étendrai pas davantage sur la note de M. Boullay, qui ne me présente pas de preuves plus évidentes
contre mes observations dans les autres objections qu'il me
fait, que dans celles que je viens de citer ; car supposer
sans savoir de quelle manière j'ai opéré, que l'éther auquel j'ai fait subir des expériences s'est volatilisé sans avoir
éprouvé l'action de l'acide, c'est ne rien prouver.

Je le prie de croire que je n'en rends pas moins justice
au mérite très distingué de ses recherches sur les différens
éthers. Mais j'aime à croire aussi que M. Boullay nous
accordera la combinaison que nous avons constatée en
examinant l'action de l'acide sulfurique sur l'éther, pour
se rendre raison du troisième mode d'action de l'acide
qui soumet l'opération à d'autres lois, et qu'il conviendra
également, que les phénomènes qui succèdent à l'éthérification doivent être pris en grande considération pour pouvoir se rendre raison de la théorie de cette opération.

Deslauriers.

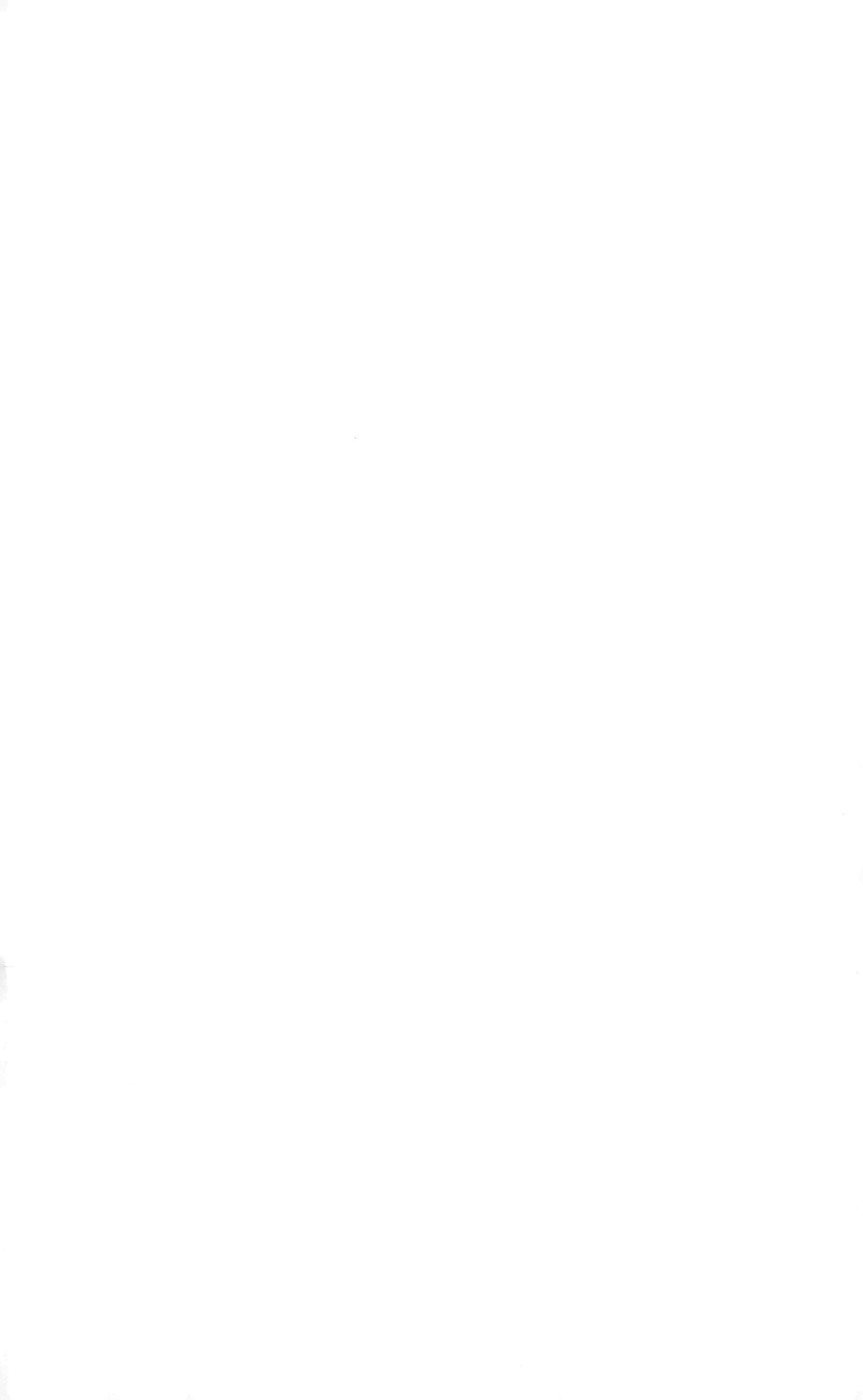

9 782019 246082